# CHATEAUNEUF-LES-BAINS

## ÉTABLISSEMENT DU PETIT-ROCHER

# DU MODE D'ACTION
# DES EAUX MINÉRALES

## Prises en Bains, Boissons, Douches,

PAR

### Le Docteur BATAILLE

*De Saint-Gervais,*

MÉDECIN CONSULTANT A CHATEAUNEUF.

RIOM

Imprimerie de E. GIRERD, rue Pascal, 3.

1884

# CHATEAUNEUF-LES-BAINS

## ÉTABLISSEMENT DU PETIT-ROCHER

## DU MODE D'ACTION

# DES EAUX MINÉRALES

### Prises en Bains, Boissons, Douches,

PAR

## Le Docteur BATAILLE

*De Saint-Gervais,*

MÉDECIN CONSULTANT A CHATEAUNEUF.

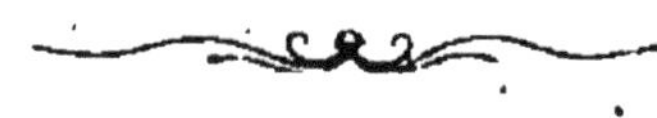

RIOM

Imprimerie de E. GIRERD, rue Pascal, 3.

1884

# DU MODE D'ACTION

## DES EAUX MINÉRALES

### Prises en Bains, Boissons, Douches.

————⊹⊹⊹————

Le but que je me propose, dans cette Notice, n'est pas de donner une description de la vallée si pittoresque de Châteauneuf-les-Bains, ni de faire l'énumération des nombreuses sources qui rendent cette station si intéressante au point de vue thérapeutique, mais d'indiquer, d'une façon sommaire, comment nos eaux minérales agissent sur l'organisme.

J'aurais pu donner plus d'ampleur à ma petite brochure, en faisant des dissertations sur les affections qui sont traitées avec succès dans notre station; mais comme je n'avais aucun document nouveau à apporter qui pût intéresser mes confrères, j'ai préféré ne pas imiter certains auteurs qui se sont plu à faire des compilations classiques sur chaque maladie en particulier.

J'ai de plus conservé nombre d'observations sérieusement faites pendant une pratique laborieuse de cinq années. Je me réserve de les publier plus tard, voulant laisser son originalité à cette étude imparfaite mais consciencieuse. Je n'ai pas la prétention de traiter cette question d'une façon complète : les moyens d'étude et d'analyse que j'ai à ma disposition sont insuffisants, et je laisse ce soin à d'autres plus autorisés. Mais je ferai en sorte de donner quelques notions précises qui suffiront, je l'espère, à convaincre quelques confrères sceptiques sur l'efficacité de nos eaux de Châteauneuf.

Le mode d'action des eaux minérales varie selon leur température et leur composition : aussi est-ce un point essentiel pour la pratique que de savoir quels sont les effets produits par les eaux chaudes et par celles qui ont une température moins élevée — en tenant compte également des substances diverses qui sont en dissolution dans ces eaux, et dont la présence peut modifier profondément les effets. Les eaux minérales, en général, sont excitantes et produisent une action révulsive : sous l'influence de cette stimulation qui accroît l'action nerveuse, il se fait un surcroît d'activité dans toutes les fonctions de l'économie.

Dans le bain, la peau devient le siége d'une circulation plus active : mais le phénomène physiologique qui se produit à la peau dépend absolument de la température.

Si la température du bain est au-dessus de 30°, le phénomène qui se produit est un phénomène d'exhalation cutanée : plus la température est élevée, plus ce phénomène d'exhalation cutanée est actif.

Comme cette exhalation cutanée ne peut se faire sans réagir sur nos forces physiques, il est important de ne jamais prendre au hasard des bains d'eaux minérales, et quand on les ordonne, on doit toujours tenir compte des forces et de la constitution des malades, et proportionner la température et la durée du bain à cette constitution. Dans des cas exceptionnels seulement, on pourra s'élever au-dessus de 35°. Généralement il faut s'en tenir, lorsqu'on veut appliquer le traitement des bains chauds, à la température de 33° et 34°, et résister à ce préjugé des baigneurs qui croient que, plus un bain est chaud, plus sûrement et plus vite ils seront soulagés.

Le bain chaud déterminant de l'exhalation cutanée, ayant une action révulsive puissante, s'applique donc parfaitement à tous les cas de congestions viscérales, aux engorgements, aux névralgies, et surtout aux rhumatismes, soit aux rhumatismes

musculaires, soit aux rhumatismes articulaires chroniques.

La température n'est pas le seul agent
thérapeutique des eaux minérales, dans le
traitement des douleurs, névralgies, rhumatismes, etc.; il faut tenir compte des
sels et des substances contenues en dissolution dans ces eaux : par ces substances,
le travail révulsif, l'exhalation cutanée
augmentent d'intensité, subissent une modification spéciale : de là la puissance des
eaux de Châteauneuf dans le traitement des
diverses affections que nous venons de
citer. Il est donc indispensable, pour que
des eaux minérales conservent toutes leurs
propriétés, qu'elles ne subissent aucune
modification : c'est-à-dire qu'elles ne soient
pas chauffées si elles sont trop froides,
qu'elles ne soient pas refroidies si leur
température est trop élevée. Ces additions
d'eau froide diminuent leur puissance thérapeutique : l'augmentation de leur température fait plus encore, car cette augmen-

tation ne peut se faire sans les modifier dans leur composition la plus intime.

C'est ce qui arrive dans beaucoup de stations thermales, où les eaux doivent être ramenées par des moyens artificiels à la température moyenne de 32° à 36°.

L'établissement du Petit-Rocher possède le type du bain thermal : c'est le bain Marie-Louise, dont la température est de 34°.

Voici l'analyse faite par M. Finot :

| | |
|---|---|
| Bicarbonate de soude | 1ᵍ5129 |
| —　　de potasse | 0 1419 |
| —　　de chaux | 0 3870 |
| —　　de magnésie | 0 1335 |
| —　　de protoxyde de fer. | 0 0100 |
| Sulfate de soude | 0 2884 |
| Phosphate de soude | 0 0009 |
| Chlorure de sodium | 0 2414 |
| Chlorure de lithium | 0 0350 |
| Arséniate de soude. | traces. |
| Crénate de fer. | traces. |
| Silice. | 0 0892 |
| Alumine | 0 0012 |
| Manganèse. | traces. |
| Acide carbonique libre | 1 5796 |

Ce bain, récemment découvert, est celui

qui convient le mieux dans la généralité des affections rhumatismales. Il laisse dégager d'innombrables bulles de gaz carbonique, qui viennent s'attacher à la peau du baigneur et la recouvrir complètement : aussi sa puissance révulsive est-elle considérable et utilisée avec succès non-seulement dans les rhumatismes les plus rebelles et dans toutes les congestions chroniques des reins, du foie, de la vessie, des intestins, de l'utérus, etc., mais encore dans le traitement des affections chroniques de la plèvre et du poumon.

Cette annexe du Petit-Rocher a été construite dans le style des établissements balnéaires modernes, et on a dû établir à distance une machine à vapeur pour le fonctionnement des douches et des baignoires.

La présence de cette machine a intrigué beaucoup d'ignorants, qui se sont imaginé qu'elle servait à chauffer le bain. Je me garderai d'attribuer cette assertion à la malveillance, mais je dois à la vérité de la démentir et de rétablir les faits tels qu'ils sont, afin que les malades qui fréquentent la station du Petit-Rocher soient bien convaincus que rien d'artificiel ne vient troubler l'efficacité de ses eaux.

Avant de terminer ces considérations générales sur les bains chauds, je dois dire qu'il est des cas où ces bains ne peuvent être administrés : il y a contre-indication toutes les fois qu'on trouve une prédisposition aux hémorrhagies. La circulation, en effet, étant activée par les bains chauds, cette prédisposition ne peut être qu'augmentée.

De même, cette suractivité de la circulation peut déterminer des accidents cérébraux chez des sujets dont le cerveau se congestionne facilement.

Il est à peine utile d'ajouter qu'un médecin honnête doit renvoyer impitoyablement tout malade atteint d'anévrysme, ou d'affection cardiaque grave, ou encore présentant les symptômes de la phthisie à un degré avancé.

Plus le bain se rapproche de la température moyenne de 30°, plus faible se fait le phénomène d'exhalation cutanée. A un degré qui se rapproche de 30°, mais qu'il est difficile de préciser, l'exhalation cesse et est remplacée par un phénomène opposé, un phénomène d'absorption cutanée. Ici, j'aurais à ouvrir une large parenthèse si je voulais rappeler toutes les discussions, les controverses, auxquelles a donné lieu cette question de l'absorption par la peau. Je me contenterai de réfuter la seule objection que font encore ceux qui n'admettent pas cette absorption. Pour eux, l'enduit huileux, secrété par les follicules sébacés et qui recouvre toute la surface de la peau, est un obstacle à l'absorbtion.

Cet enduit, qui ne s'oppose pas à l'exhalation cutanée, n'est peut-être pas assez impénétrable pour que cette absorption soit tout-à-fait impossible dans des conditions ordinaires.

Toujours est-il que, dans un bain d'eau

minérale, la question ne peut plus être
envisagée de la même façon. Cette couche
grasse, huileuse disparaît au bout de quel-
que temps : les sels alcalins, contenus dans
l'eau minérale, décomposent cette matière
grasse en acides gras, qui forment, avec
la base, un savon soluble dans l'eau.
La peau se trouve donc dégagée de tout
obstacle à l'absorption.

Lorsqu'on pénètre dans le bain du Petit-
Rocher, on éprouve d'abord une sensation
de froid qui persiste tant que n'a pas eu
lieu ce phénomène de saponification. Au
bout de 5 à 6 minutes, une douce chaleur à
la peau, une démangeaison trés-tolérable,
des fourmillements, des picotements indi-
quent que cette opération est terminée, et
que la peau commence à subir l'action de
l'eau minérale et des sels qu'elle contient.

Dès que le phénomène physique d'en-
dosmose cesse ou seulement diminue d'intensité, la sensation de chaleur diminue
également et fait place à une sensation de
froid, qu'on ne doit pas endurer trop long-

temps : aussi les bains froids sont-ils généralement de plus courte durée que les bains chauds.

L'eau absorbée passe dans le torrent circulatoire, où elle dissout les substances anormales, et les élimine en les entraînant avec elle, soit par les urines, soit par les matières fécales, soit par les glandes sudorifères, ou enfin par les bronches.

Cette action dépurative de l'eau n'est pas la seule conséquence de son absorption : les sels qu'elle contient et qu'elle entraîne dans le sang sont susceptibles d'assimilation et viennent reconstituer des éléments dont l'affaiblissement et l'amoindrissement sont la cause de tant de maladies chroniques.

Voici l'analyse qualificative et quantitative du bain du Petit-Rocher :

| | |
|---|---|
| Acide carbonique libre . . . . . . . | 1ᵍ 155 |
| — sulfhydrique . . . . . . . . . | traces |
| Bicarbonate de soude. . . . . . . . | 0 915 |
| — de potasse. . . . . . . | 0 438 |
| — de chaux. . . . . . . . | 0 408 |

Bicarbonate de magnésie. . . . . . . . 0 175
— de protoxyde de fer. 0 028
Sulfate de soude. . . . . . . . . . . 0 428
Chlorure de sodium. . . . . . . . . . 0 340
Arséniate de soude . . . . . . . . . . traces
Crénate de fer. . . . . . . . . . . . 0 095
Alumine. . . . . . . . . . . . . . . traces
Lithium . . . . . . . . . . . . . . . 0 035
Matières organiques . . . . . . . . . traces

Quant à sa température, prise à plusieurs époques, je lui ai trouvé 27°. Cette température de 27° favorise énormément l'absorption cutanée. — On peut donc avancer que les deux bains : Marie-Louise et le Petit-Rocher possèdent les deux températures les plus propices pour obtenir les meilleurs résultats d'un traitement hydro-balnéaire.

La diversité des substances contenues dans l'eau du Petit-Rocher indique combien doit être complexe son mode d'action sur l'organisme.

Le programme que je me suis tracé est trop restreint pour que j'entreprenne d'assigner le rôle qui revient à chacune de ces substances; il serait impossible, d'ailleurs, de suivre toutes les associations chimiques qui se font entre nos tissus et les substances en suspension dans l'eau absorbée. Ces sels sont décomposés, et l'organisme s'assimile les parties qui doivent contribuer à sa reconstitution. L'eau du Petit-Rocher est, comme toutes celles de Châteauneuf, une eau bicarbonatée, sodique, ferrugineuse.

En résumé, elle est excitante à un degré élevé : elle favorise, par ses substances alcalines, la résolution des engorgements viscéraux, en même temps que par les sels de fer, elle fortifie les tissus et donne au sang plus de plasticité.

Depuis longtemps, l'action excitante et reconstituante de ce bain est connue des personnes qui fréquentent Châteauneuf. Aussi est-il suivi, non seulement par de jeune filles et de jeunes femmes, au teint pâle, décoloré, minées par l'anémie ou la chlorose, mais encore par tous ceux dont la constitution est affaiblie pour une cause quelconque — et qui n'ont pu trouver aucun soulagement par les traitements toniques les mieux appropriés. Si dans beaucoup de cas on ne peut être assuré d'une ·guérison radicale, on est toujours certain d'obtenir une amélioration notable, pourvu que la cause de l'anémie, de la cachexie ne tienne pas à une lésion organique. J'ai obtenu des résultats merveilleux dans des cas désespérés où avaient échoué les traitements toniques les plus énergiques, les préparations martiales les plus solubles. Par ses substances alcalines, par son gaz carbonique, le sang se trouve modifié en très-peu de temps : de là, son action réellement puissante dans toutes les affections de l'estomac et des intestins. Dyspepsies, gastrites, gastralgies, gastro-entérites chroniques, sont rapidement soulagées par les bains du Petit-Rocher. Il est vrai de dire qu'il faut attribuer une large part des heureux résultats obtenus dans ces affections du tube digestif, à l'ingestion d'une eau minérale appartenant au même groupe : l'eau de la buvette du

Petit-Rocher, qui est une eau de table sans rivale, en même temps qu'elle a une action très-heureuse sur les muqueuses dans toutes les affections chroniques de l'estomac et de l'intestin.

Les eaux minérales prises en boisson sont, en effet, le complément indispensable d'un traitement balnéaire bien dirigé, toutes les fois qu'il ne s'agit pas exclusivement de douleurs rhumatismales musculaires ou articulaires.

L'établissement du Petit-Rocher, unique dans son genre, possède, outre ses deux bains, deux sources buvettes : la source Chevarier et la buvette du Petit-Rocher.

La source Chevarier, suivie de tout temps par les catarrheux et les asthmatiques, a été captée de nouveau, il y a deux ans, ce qui a porté son rendement à 30 litres par minute.

Voici l'analyse de cette eau, telle qu'elle a été faite par l'Ecole des Mines :

| | |
|---|---|
| Acide carbonique libre . . . . . . | 1ᵍ 2744 |
| Silice. . . . . . . . . . . . . . . . . | 0 0560 |
| Bicarbonate de chaux . . . . . . . . | 0 2952 |
| — de magnésie . . . . | 0 1062 |
| — de protoxyde de fer. | 0 0075 |
| — de soude . . . . . . . | 1 2212 |

Sulfate de soude . . . . . . . . . . . .   0 2168
Chlorure de sodium . . . . . . . . .   0 2180
    —     de potassium . . . . . .   0 0170
    —     de lithium . . . . . . . .   traces sensibles
Acide sulfhydrique . . . . . . . . . .   traces.
Matières organiques. . . . . . . .   0 0035

Sa température dépasse 30°.

L'acide sulfhydrique se volatilisant avec une extrême rapidité, c'est à la source seulement qu'on a pu constater sa présence. C'est donc une eau légèrement sulfureuse, en même temps que ferrugineuse ; elle active toutes les sécrétions : urines, sueurs, et surtout les sécrétions des bronches. Après quelques jours de son ingestion, l'expectoration devient abondante, facile, ce qui explique leur application dans les affections chroniques du poumon et des bronches.

Dans beaucoup de cas, elle peut remplacer les eaux arsénicales du Mont-Dore, dont elle n'a aucun des inconvénients.

La buvette du Petit-Rocher est, sans contredit, la plus réputée de toutes les sources de Châteauneuf et, partant, la plus fréquentée.

Cette eau, dont la température est moins élevée que la précédente augmente l'appétit et facilite les fonctions digestives; en effet, excessivement gazeuse, elle excite toutes les sécrétions, surtout les sécrétions salivaire, gastrique, et active aussi les contractions péristaltiqnes de l'intestin, sans avoir les inconvénients des eaux trop froides, qui peuvent déterminer de la cardialgie, voire même des coliques, surtout si leur ingestion se fait à jeûn, ou n'est suivie d'aucun exercice.

Outre cette stimulation des glandes et des muqueuses, due à la présence du gaz carbonique, cette eau est absorbée par la muqueuse de tout le tube digestif, pénètre dans le torrent circulatoire, et détermine un double travail d'élimination et d'assimilation qui continue sous une autre forme l'effet de l'eau minérale absorbée par la peau.

En voici l'analyse faite par M. Lefort :

| | | |
|---|---|---|
| Acide carbonique libre | . . . . . . . | 2ᵍ 024 |
| Bicarbonate de soude | . . . . . . . | 0 528 |
| — de potasse | . . . . . . | 0 539. |
| — de chaux | . . . . . . | 0 545 |
| — de magnésie | . . . . . | 0 126 |
| — de protoxyde de fer | . | 0 042 |
| Sulfate de soude | . . . . . . . . . | 0 271 |
| Chlorure de sodium | . . . . . . . | 0 283 |
| Arséniate de soude | . . . . . . . | traces |
| Crénate de fer | . . . . . . . . | indices |
| Silice | . . . . . . . . . . . . . | 0 100 |
| Alumine | . . . . . . . . . . | traces |
| Lithium | . . . . . . . . . . . | traces |
| Matières organiques | . . . . . . | indices |

Comme l'indique l'analyse, cette eau
contient en dissolution des quantités énor-
mes de gaz carbonique : elle est, en effet,
la plus gazeuse des eaux minérales de
Châteauneuf.

Cette quantité de gaz en fait une eau
de table par excellence, en même temps
qu'une eau médicinale exceptionnelle, à
cause de l'action très-heureuse qu'elle
exerce sur la muqueuse de l'estomac et du
tube digestif, ce qui la rend inappréciable
dans toutes les affections chroniques de

l'estomac et de l'intestin : gastrites, dyspepsies, entérites, gastralgies, etc.

Elle est, de plus, par les autres substances qu'elle contient en dissolution, une eau essentiellement réparatrice et reconstituante.

Elle peut donc s'appliquer à toutes les affections chroniques de l'estomac, en même temps qu'aux anémies et aux chloroses, surtout lorsque ces dernières affections s'accompagnent de dyspepsies, de gastrites, comme il arrive fréquemment.

D'autres sources plus ferrugineuses, celles de Chambon, doivent aussi faire partie de tout traitement reconstituant, lorsque les fonctions de l'estomac ont conservé toute leur intégrité.

Ces sources sont situées très-heureusement sur le bord de la Sioule, à une distance de l'établissement du Petit-Rocher suffisante pour obliger les plus apathiques à un exercice salutaire, et pas assez grande pour fatiguer même les personnes les plus anémiées.

Nous voyons que la lithine entre pour une certaine part dans la composition des eaux dont je viens de donner l'analyse. D'après M. Truchot, l'eau de la buvette du Petit-Bocher contiendrait $0^g35$ de chlorure de lithium par litre.

Or, on sait que la plupart des eaux recommandées contre la gravelle, la goutte, renferment des composés lithiques auxquels elles doivent leurs propriétés anti-goutteuse et lithagogue. On peut donc prévoir quel avenir est réservé à nos thermes de Châteauneuf, lorsque des expériences plus nombreuses seront venues démontrer, non-seulement leur efficacité dans le traitement d'une affection qui compte tant de victimes, mais encore leur supériorité sur les eaux alcalines consacrées par l'usage, par ce fait qu'à Châteauneuf on n'aura plus à redouter l'action débilitante des eaux minérales alcalines.

Leurs propriétés reconstituantes enlèvent toute crainte à cet égard.

Pour ma part j'envoie chaque année, à Châteauneuf, les goutteux de ma clientèle (ils sont nombreux à Saint-Gervais), et jusqu'à présent j'ai obtenu de très-bons résultats.

La douche fait presque toujours partie du traitement hydro-balnéaire.

Son action résolutive et révulsive varie selon le diamètre et la hauteur de la colonne liquide, selon la pression et la température de l'eau employée. En dehors de son action directe sur le système nerveux, qui la rend applicable aux névroses, aux névropathies et à quelques affections mentales, elle est un adjuvant très-utile dans le rhumatisme musculaire, articulaire, et dans les engor-gements chroniques des viscères.

La douche est administrée de différentes manières : selon son mode d'administration, elle est descendante, ascendante ou latérale.

Les douches descendante et latérale peuvent être en jet ou en pluie.

Il y a encore la douche en spirale, qui atteint toutes les parties du corps à la fois.

Quant à la douche ascendante, elle s'applique aux deux orifices naturels de l'extrémité inférieure du tronc, c'est-à-dire en injections ou en lavements. Les injections ou douches vaginales sont presque toujours indiquées dans le traitement des affections chroniques de la femme.

Ces affections : anémie, chlorose, dyspepsie, gastralgie, etc., sont toujours plus ou moins liées à un état morbide de l'utérus, lorsqu'elles n'en sont pas la conséquence.

Leur application exige beaucoup de précautions que je ne puis indiquer ici.

Les lavements ou douches rectales sont aussi indiquées dans nombre d'affections du gros intestin.

Elles ont d'abord une action directe sur la muqueuse intestinale, action plus ou moins intense, selon que le jet est lancé avec plus ou moins de force. En second lieu, elles facilitent l'absorption des substances contenues dans l'eau minérale : on sait, en effet, que la muqueuse rectale est susceptible d'absorption.

Nous venons de voir que nos eaux alcalines de l'établissement du Petit-Rocher s'appliquent avec efficacité aux rhumatismes, à la goutte. Ces deux affections constituent deux formes différentes d'une même unité morbide : la diathèse arthritique. Beaucoup d'affections chroniques de la peau se rattachent au rhumatisme, à la goutte, c'est-à-dire peuvent être considérées comme appartenant à la diathèse arthritique.

Ces arthritides, contre lesquelles sont à peu près impuissantes les eaux arsenicales, sont radicalement guéries par nos eaux alcalines du Petit-Rocher. Aussi est-il de première importance, lorsqu'il s'agit de maladies cutanées, qu'un diagnostic sûr indique si l'on a affaire à une constitution arthritique, herpétique, scrofuleuse, etc.

Le bain du Petit-Rocher jouit d'une réputation très-ancienne contre les maladies de peau ; aussi était-il appelé autrefois *bain des galeux*.

Souverain contre les arthritides, il rend
également de grands services dans les scro-
fules, les herpétides, et j'ai dès à présent
enregistré un nombre considérable de cures
radicales. Ces cures ont été confirmées par
les praticiens qui, déçus par les eaux arsc-
nicales, avaient eu l'heureuse idée d'adres-
ser leurs clients à Châteauneuf.